DE L'OZONE ET DE SON EMPLOI

DANS LE TRAITEMENT DE LA

TUBERCULOSE PULMONAIRE

PAR

Le Dr PAUL LE STUNF

ANCIEN EXTERNE DES HOPITAUX DE PARIS

PARIS

IMPRIMERIE DE LA FACULTÉ DE MÉDECINE

HENRI JOUVE

15, RUE RACINE, 15

—

1891

DE L'OZONE ET DE SON EMPLOI

TUBERCULOSE PULMONAIRE

DE L'OZONE ET DE SON EMPLOI

DANS LE TRAITEMENT DE LA

TUBERCULOSE PULMONAIRE

PAR

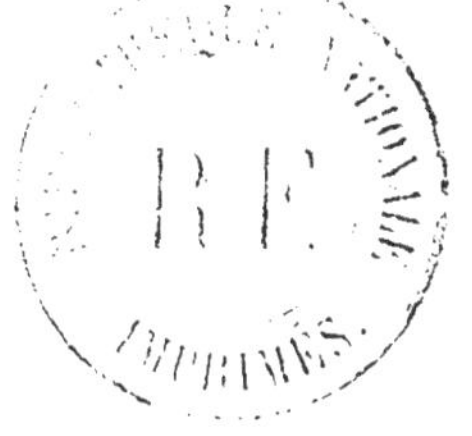

Le Dr PAUL LE STUNF

ANCIEN EXTERNE DES HOPITAUX DE PARIS

PARIS

IMPRIMERIE DE LA FACULTÉ DE MÉDECINE

HENRI JOUVE

15, RUE RACINE, 15

—

1891

A MON PÈRE

A MA MÈRE

A MON FRÈRE

A MES PARENTS

A MES AMIS

A TOUS MES MAITRES
DANS LES HOPITAUX DE PARIS

DE L'OZONE ET DE SON EMPLOI

DANS LE TRAITEMENT DE LA

TUBERCULOSE PULMONAIRE

AVANT-PROPOS

Le sujet de cette thèse a été l'objet de nombreuses études de la part des chimistes, des physiologistes et des médecins. Mais malgré les éminents travaux écrits sur l'ozone, on doit dire qu'il y a encore beaucoup à faire pour que sa nature et ses propriétés soient entièrement connues. C'est surtout au point de vue physiologique et thérapeutique que les discussions sont nombreuses et, on peut l'avouer, que la clarté est loin d'être faite. Aussi ce sujet.nous a-t-il paru intéressant par son obscurité même et avons nous cherché à l'approfondir et aider, si nous le pouvions, dans la faible mesure de nos forces, à son étude si compliquée.

Nous devons dire que le sujet de l'ozone n'est pas nouveau pour nous Admis dans l'intimité de M. le Dr Labbé nous avons suivi avec un grand intérêt les recherches qu'il fait à ce point de vue depuis plusieurs années pour démontrer l'innocuité relative de l'ozone, et son action sur l'hémoglobine du sang. Nous avons suivi de près tous les malades qu'avec la collaboration active du Dr Hellet de Clichy il a soumis aux inhalations d'ozone et nous avons été témoin des bons résultats qu'ils ont obtenus. C'est l'exposé de leurs travaux que nous nous proposons de traiter et d'analyser dans ce mémoire.

Nous parlerons aussi des modestes recherches que nous avons entreprises sur l'influence de l'ozone sur le bacille de la tuberculose, et sur cette question nous n'aurons pas de publications antérieures et contradictoires à combattre car nous ne savons pas que l'on ait jamais songé à étudier cette question. Malheureusement obligé d'achever nos études, il a fallu également abréger les expériences que nous avions entreprises à ce sujet. Nous nous proposons de les continuer dans la suite.

Avant d'entrer en matière, nous saisissons l'occasion qui nous est offerte de remercier tous ceux qui nous ont porté de l'intérêt pendant nos études et ceux qui ont bien voulu nous prêter leur bienveillant concours pour mener à bonne fin ce modeste travail.

Nous tenons tout particulièrement à remercier notre maître, M. le professeur Peter, de l'insigne honneur qu'il veut bien nous faire d'accepter la présidence de cette thèse. M. le professeur Peter, pendant l'année que nous venons de passer comme externe dans son service, n'a cessé de nous entourer de sa bienveillance. Nous avons tiré le plus grand profit de ses intéressantes leçons, de son esprit clinique si net et si précis, de sa parole si éléganle et si claire. Qu'il veuille bien recevoir ici l'expression de notre vive reconnaissance.

Nous prions M. le Dr Labbé d'accepter tous nos remerciements pour l'amabilité qu'il a toujours eue pour nous, en nous communiquant ses travaux et nous permettant d'approcher ses malades.

M. le Dr Hellet de Clichy n'a cessé pendant toutes nos études de nous donner de bons conseils et de nous faire profiter de son expérience. S'occupant également de la question de l'ozone il a bien voulu nous présenter ses malades et nous communiquer ses observations. Nous lui en témoignons ici toute notre reconnaissance.

Enfin, nous tenons aussi à remercier bien vivement notre ami Veillon, interne des hôpitaux pour l'empressement avec lequel il s'est mis à notre disposition et l'aide qu'il nous a prêté dans nos recherches microbiologiques.

CHAPITRE PREMIER

HISTORIQUE

La découverte de l'ozone est déjà ancienne. C'est un chimiste hollandais, van Marum, qui, dès 1783, en fait la première mention. Il avait remarqué en effet que si de l'oxygène renfermé dans un tube de verre était soumis à l'action d'une série d'étincelles électriques, cet oxygène prenait une odeur particulière, celle que répand une machine électrique en activité, et devenait susceptible d'attaquer le mercure. Mais pendant un demi siècle après les observations de van Marum, ce fait resta sans attirer l'attention.

L'étude de l'ozone n'est réellement faite que par Schönbein, professeur de chimie à Bâle, qui en annonce la découverte dans un mémoire présenté à l'Académie de Munich en 1840. Dans cette communication importante, il établit que, lors de l'électrolyse de l'eau, l'oxygène dégagé possède une odeur particulière et un pouvoir oxydant plus énergique que l'oxygène ordinaire. Et,

— 5 —

à cause de son odeur, il donne le nom d'*ozone* (ὄζω, je sens) à l'oxygène ainsi modifié.

Nature de l'ozone. — La nature de l'ozone a été l'objet d'importantes recherches. MM. Becquerel et Frémy ont montré que l'ozone est une modification allotropique [1] de l'oxygène, en ozonisant par une série d'étincelles électriques de l'oxygène pur contenu dans un tube de verre scellé à la lampe.

MM. Andrews et Tait, M. Soret ont constaté que l'ozone est de l'oxygène condensé. Et en effet, quand on fait passer une série d'étincelles électriques dans de l'oxygène le volume du gaz diminue au fur et à mesure que la quantité d'ozone formé augmente, et il redevient ce qu'il était d'abord quand on détermine la destruction de l'ozone par la chaleur ou par un corps non susceptible de l'absorber.

L'ozone est formé de 3 volumes d'oxygène condensé en 2 volumes (M. Soret).

L'ozone, bien étudié dès 1840, a toujours été depuis cette époque, un intéressant sujet d'études pour les chimistes, les physiologistes et les médecins. Nous laisserons de côté les importants travaux qui, au point de vue chimique, ont été faits depuis Schönbein, et nous citerons seulement les noms de Marignac et de La Rive (1845) Van Babo, Tait, MM. Becquerel, Frémy, Soret, Houzeau, Berthelot. Les recherches

---

1. On donne, en chimie, le nom d'allotropie aux divers états que peut prendre un même corps qui se présente quelquefois sous des aspects et avec des propriétés physiques et chimiques différents.

faites par ces savants ont eu surtout pour but de contrôler et de compléter les résultats de leurs prédécesseurs,
d'approfondir complètement la question de l'ozone au
point de vue chimique, et de bien faire connaître ses
différents modes de préparation, sa constitution intime,
et ses propriétés. Si, à ce point de vue, l'étude de l'ozone
a été complètement faite, et si tous les chimistes par-
tagent le même avis sur la nature et les propriétés de
l'ozone, il n'en est pas de même au point de vue physiologique et thérapeutique, où malgré des travaux sans
nombre, des recherches incessantes, le désaccord est
grand et l'union loin de se faire entre les auteurs qui se
sont livrés à l'étude de cet intéressant sujet.

Au point de vue physiologique Schwarzenbach (1852),
Bœckel (1853), Scoutetten (1856), après des expériences
sur des animaux concluent à la toxicité de l'ozone, mais
ils se servent d'ozone chimiquement impur. Desplats
(1857), Ireland (1863) arrivent presque aux mêmes conclusions.

Cl. Bernard dès 1856 étudie l'action de l'ozone sur le
sang, et, après lui, Huisinga (1867), Dogiel, Barlow (1879)
se livrent aux mêmes recherches et tous sont persuadés
que l'ozone exerce une action destructive sur les divers
éléments du sang.

En même temps se font des expériences sur les
propriétés désinfectantes et antiputrides de l'ozone
(Schönbein, Boillot, Scoutetten, Richardson, Chappuis),
expériences que nous nous proposons de citer tout au
long dans le cours de ce travail, et aussi des expé-

riences sur les rapports qui existent entre la présence ou l'absence de l'ozone dans l'air et le développement ou la disparition des maladies (Schönbein, Bœckel) et nous verrons là encore combien le désaccord est grand.

Enfin, au point de vue thérapeutique, et à diverses reprises, des tentatives ont été faites pour introduire l'ozone dans la thérapeutique.

D'abord, on a cherché à mettre à profit ses propriétés désinfectantes. En 1862, Delahousse, en 1876, Carvalho présentent un appareil destiné à l'assainissement des salles de malades et des appartements dans les pays chauds et malsains.

Le pouvoir oxydant de l'ozone et l'effet stimulant qu'on lui attribuait sur la vitalité des animaux et des végétaux, avaient conduit Schönbein à recommander l'usage de ce corps aux phtisiques, scrofuleux, diabétiques, et Scoutetten à l'administrer aux chlorotiques et aux anémiques.

Scoutetten reconnaissant l'impossibilité de faire respirer l'ozone en nature, mélangé à l'air en proportion déterminée, préconisa l'eau ozonée ; mais il ne tarda pas à se convaincre que l'ozone disparaît très rapidement de l'eau où il a été introduit.

En 1850, Schönbein avait proposé l'essence de térébenthine ozonisée par son agitation répétée au contact de l'air, ou simplement par son exposition à la lumière solaire.

Seitz (de Munich), et Fraas, directeur de l'école vétérinaire de Munich, l'expérimentèrent sur des animaux, et sur eux-mêmes.

Les animaux sur lesquels ils expérimentèrent furent des grenouilles, des lapins, et des chevaux. Ils injectèrent aux grenouilles et aux lapins 1 gramme 1/2 à 2 grammes d'huile ozonisée ; ils firent prendre aux chevaux, de 500 grammes à plusieurs litres d'huile ozonisée ; ces animaux périrent assez rapidement.

Seitz en prit alors lui-même sur du sucre à la dose de 5,10 et même 15 gouttes ; il ressentit des picotements de la langue, une chaleur à l'estomac, et une accélération du pouls très marquée. Il l'employa cependant, et avec succès, prétend-il, contre les catarrhes chroniques des voies urinaires, les incontinences d'urine et même les hématuries.

En 1861, Thomson et après lui Alison ont, de leur côté, vanté les huiles grasses ozonées contre la phtisie pulmonaire. On observerait un ralentissement du pouls coïncidant avec une amélioration générale des malades.

Plus récemment, Leuder et Krebs (de Berlin) ont remis l'ozone en vogue, mais on a prouvé depuis que leur prétendu ozone gazeux n'était que de l'oxygène.

Enfin, Binz assure avoir trouvé à l'ozone une action hypnotique ou du moins calmante sur le système nerveux central : c'est pourquoi il le conseille dans l'asthme et les affections nerveuses.

Jochheim (Heidelberg, 1880) a tenté, sans succès, de l'employer dans la diphtérie.

Plus récemment encore, Rausome, en mai 1889, a

publié dans le *Manchester Médical* un travail important sur l'usage de l'ozone dans le traitement de la phtisie. Il conclut ainsi: « Si nous pouvons avoir confiance dans nos examens microscopiques, l'ozone a diminué le nombre des bacilles dans l'expectoration de deux cas. Dans le troisième cas, l'expectoration a beaucoup diminué et l'état général du malade est beaucoup amélioré. » Il est vrai que ses expériences ont seulement porté sur trois malades, mais il se propose de continuer cette étude.

Le principal travail sur cette question a été publié en 1889 par M. le Dr D. Labbé qui a étudié l'ozone au point de vue physiologique et thérapeutique et qui, expérimentant sur des animaux, sur lui-même et ensuite sur des malades, est arrivé à se convaincre que l'ozone préparé au moyen d'effluves électriques est bien loin de présenter les dangers et les inconvénients que la plupart des auteurs qui ont écrit sur cette question s'accordent à lui reconnaître et, au contraire, peut trouver de nombreuses applications thérapeutiques dans le traitement des tuberculeux. C'est ce que nous nous proposons de démontrer.

Mais avant d'entrer dans ces considérations, nous croyons devoir rappeler brièvement les principales propriétés chimiques, physiologiques, la question de l'ozone dans l'atmosphère et les différentes recherches qui ont été faites pour permettre à un certain nombre d'auteurs d'expliquer la venue ou la disparition des épidémies par la présence ou l'absence de l'ozone dans l'air atmosphérique.

CHAPITRE II

ETUDE CHIMIQUE DE L'OZONE

DIFFÉRENTS MODES DE PRÉPARATION

Les différents modes d'obtenir de l'ozone sont excessivement nombreux. Dans ce travail exclusivement médical nous citerons les plus communs et les plus usités, ceux où se produit de l'ozone d'une manière sensible.

L'ozone prend naissance dans toutes les oxydations lentes. L'air, par exemple, dans lequel on a placé du phosphore humide se charge d'ozone : en effet une partie de l'oxygène de l'air se place sur le métalloïde pour le brûler et le changer en acide phosphoreux et phosphorique ; une autre partie s'ozonise, parce qu'elle se charge de l'électricité manifestée dans l'acte de l'oxydation du phosphore. — Cette opération se fait facilement en mettant dans un ample ballon de verre des bâtons de phosphore à moitié plongés dans l'eau. On fait ensuite passer, au moyen d'un aspirateur, l'air du ballon par un flacon laveur pour le dépouiller de l'acide phosphoreux, et de là dans un récipient qui contient une solution d'iodure de potassium amidonné. On voit cette solution se colorer en bleu dès qu'elle est traversée par l'ozone.

L'ozone qui existe dans l'atmosphère provient probablement en grande partie de l'oxydation lente des matières organiques en décomposition, répandues en si grande quantité à la surface du sol.

Un autre procédé qui peut servir à obtenir de l'ozone en grande quantité et qui a déjà été employé par Houzeau, Bertassi, Schönbein, consiste à faire agir à froid l'acide sulfurique sur le bioxyde de baryum.

La chaleur elle-même est capable de produire de l'ozone. C'est ce que MM. Troost et Hautefeuille sont parvenus à démontrer en faisant passer de l'oxygène dans un tube de porcelaine chauffé à une température de 1400°.

Nous avons vu, à propos de la découverte de l'ozone par Schönbein que la pile peut aussi en décomposant l'eau produire de l'ozone. L'oxygène qui se rend au pôle positif est toujours plus ou moins ozonisé.

L'électrisation de l'oxygène est une des grandes sources de production de l'ozone.

Par analogie avec ce qu'on observe dans les décharges électriques (éclairs) on sait que, si l'on fait tourner pendant quelques instants le disque de la machine électrique dans un air confiné, on a une production d'ozone plus ou moins abondante selon la grandeur de la machine, sa force, le volume d'atmosphère sur lequel on opère.

M. Houzeau a mis en pratique un procédé que nous allons décrire avec quelques détails à cause de la question qui nous occupe. Après une étude spéciale dont les résultats principaux sont consignés dans son mémoire de 1870 sur le phénomène de l'électrisation obscure, c'est-à-dire la production de l'effluve électrique, M. Houzeau a construit un tube qui est l'ancien appareil de Babo simplifié et qui réunit les meilleures conditions pour la production de l'ozone. C'est un tube de verre étroit dont l'épaisseur des parois ne doit pas dépasser un dixième de millimètre et d'une longueur de 40 à 45 centimètres. A l'intérieur de ce tube se trouvent deux fils en platine ou en aluminium, enroulés en spirale, et séparés l'un de l'autre par un petit cylindre également en verre. Chacun de ces deux fils vient par une de ses extrémités se terminer à deux petits électrodes qu'on relie par deux fils électriques à une bobine Ruhmkorf, de 30 millimètres d'étincelle. Cette bobine est actionnée par trois éléments Bunsen ou un accumulateur. M. Houzeau fait passer dans son tube un courant d'oxygène pur et bien sec. La quantité d'ozone produite est d'autant plus grande que la température est plus basse.

Nous décrirons avec détails, au moment de l'étude clinique de notre travail, l'appareil ozoneur dont nous nous sommes servi pour soumettre nos malades aux inhalations d'ozone.

Tous les procédés que nous venons de décrire pour la

production de l'ozone sont des procédés *artificiels*, mais il faut remarquer que l'ozone se produit aussi d'une façon *naturelle*. L'ozone se produit naturellement :

1° Par l'électrisation de l'air ou de l'eau des nuages ;

2° Par l'influence de la lumière ;

3° Par la décomposition de l'acide carbonique dans les végétaux.

On rencontre encore quelques substances organiques qui absorbent l'oxygène de l'air et le restituent sous la modification qui constitue l'ozone.

PROPRIÉTÉS DE L'OZONE

Propriétés physiques. — L'ozone possède une odeur caractéristique, odeur forte et pénétrante, un goût peu déterminé comparé au goût du homard par M. Houzeau. En s'en tenant aux expériences de Soret, la densité de l'ozone comparée à celle d'un volume égal d'air serait de 1,658 ; comparée à celle d'un volume égal d'hydrogène, elle serait de 48.

Sa polarité est négative et extrêmement puissante. Il est très peu stable et peu soluble dans l'eau. On peut le liquéfier : (Expériences de MM. Hautefeuille et Chappuis.)

Propriétés chimiques. — C'est un oxydant énergique. Il convertit le mercure en bioxyde et l'argent en bioxyde noir. L'arsenic se change très rapidement en acide arsénieux.

L'hydrogène, même humide, ne fait éprouver aucune altération à l'ozone. Les azotures, les sulfures, s'oxydent aux dépens de l'ozone humide.

Davy est le premier qui ait démontré que l'air, après les décharges électriques, engendrait des produits nitreux.

Une température de 2£0 à 3C0° détruit complètement l'ozone, aussi est-ce à basse température que sa production est la plus considérable sous l'influence de l'électricité.

Nous ne pouvons passer en revue toutes les propriétés oxydantes, et les différentes propriétés chimiques de l'ozone dont ce n'est pas ici la place.

Nous citerons seulement ces deux faits que nous retrouverons plusieurs fois dans la suite de ce travail.

1° L'ozone décompose l'iodure de potassium en solution étendue en mettant l'iode en liberté et en se combinant avec le potassium pour former de la potasse qui rend la liqueur alcaline. L'iode mis en liberté se reconnaît facilement avec du papier amidonné qui bleuit à son contact.

2° L'essence de térébenthine l'absorbe facilement et acquiert alors des propriétés oxydantes énergiques.

Météorologie

Nous avons déjà vu que l'ozone peut se produire sous l'influence de la lumière, par l'électrisation de l'air, par es oxydations lentes. Il n'est donc pas étonnant qu'il en existe dans l'air atmosphérique et cette existence est aujourd'hui bien prouvée.

Pendant quelque temps on a considéré la fonction chlorophyllienne des plantes comme une importante source d'ozone. C'est Scoutteten le premier qui avait admis que l'oxygène qui se développe des plantes est de l'ozone. Mais Cloez (1856) et Bellucini (1874) combattirent les assertion de Scoutteten. Marié[1] dans les expériences qu'il fit à Montsouris en 1880 reprit à son tour les expériences des auteurs précédents et chercha à vérifier les résultats qu'ils avaient obtenus. Après avoir opéré successivement sur des branches feuillues de cornouiller, d'acacia et de gerbe d'or, il conclut ainsi : « Si les plantes dans leurs conditions normales d'existence dégagent de l'ozone, cet ozone est certainement détruit par les produits exhalés simultanément. »

Nous voyons donc que cette question de la production de l'ozone atmosphérique par la fonction chlorophyllienne des plantes est loin d'être prouvée.

D'après Scoutetton il se formerait également de l'ozone dans l'évaporation de l'eau, mais la plus grande cause de la présence de l'ozone dans l'air est sans doute une production en quelque sorte continue d'oxygène électrisé sous l'influence réciproque des électricités de nom contraire entre la terre et la nue ou pour mieux dire sous l'influence des faibles tensions électriques qui se développent incessamment dans l'atmosphère.

---

1. Thèse de Paris, 1880.

Quant à la proportion d'ozone contenu dans l'air, elle est toujours extrêmement faible.

L'atmosphère n'en renferme jamais plus de 1/700000 de son volume. Et cette proportion est beaucoup moindre à la ville qu'à la campagne, ce que l'on constate au moyen des papiers réactifs.

La quantité d'ozone varie aussi avec les saisons. Suivant Houzeau, c'est au printemps et en été que l'on constate le plus souvent l'ozone ; sa présence serait plus rare en automne et en hiver. Mais Bœckel, Scoutetten, avec les papiers de Schönbein, étaient arrivés à des conclusions tout opposées.

Les pluies favorisent les manifestations de l'ozone. Il en est de même des grandes perturbations atmosphériques, des orages, tempêtes, bourrasques, ouragans, et cela même à des distances assez éloignées de leur lieu de production.

Enfin dans la même localité, la quantité d'ozone varie avec la hauteur au dessus du sol. Il paraît aujourd'hui admis que l'ozone est plus abondant dans les hautes altitudes; c'est peut-être là le secret des effets bienfaisants observés chez les tuberculeux que l'on envoie sur les hauts plateaux de l'*Engadine* et de *Davos*.

Mais ce serait dépasser le but de ce travail que de m'attarder plus longtemps sur ces questions, évidemment très intéressantes à plus d'un titre, mais que l'on pourra retrouver tout au long dans les ouvrages spéciaux.

Je ne puis pourtant quitter cette étude chimique de l'ozone sans dire un mot sur la façon de reconnaître la présence de l'ozone dans un certain milieu, et d'en mesurer la quantité qu'il en renferme, C'est là le but de l'ozonométrie. Voici donc la façon de procéder.

Quand un papier amidonné et trempé dans une solution étendue d'iodure de potassium est placé dans un milieu renfermant de l'ozone, ce papier bleuit, car l'iode est mis en liberté, mais la coloration est d'autant plus intense que l'ozone est plus abondant. De là la possibilité d'apprécier approximativement la quantité d'ozone de ce milieu. On compare la teinte obtenue avec celle d'une échelle de couleur graduée dont la coloration s'en rapproche le plus. Cette échelle de graduation ou ozonomètre, indiquée par Schönbein se compose de onze bandelettes superposées et numérotées de 0 à 10. — Au zéro correspond la bandelette blanche, au 10 correspond la bandelette la plus colorée en bleu d'indigo. Les autres bandelettes intermédiaires sont de moins en moins colorées en bleu à mesure que l'on se rapproche du zéro de l'échelle.

Mais l'emploi de ce papier est cause de nombreuses erreurs.

On peut avec plus d'avantages se servir du papier d'Houzeau qui est un papier de tournesol, coloré en rouge vineux par un acide faible, et imprégné dans la moitié de sa longueur d'une solution à 1 pour 100 d'iodure de potassium. A l'encontre du papier de Schönbein ce papier ne bleuit pas au contact du chlore, du brome, de l'iode, des essences, tandis qu'il prend dans sa partie iodurée seulement une couleur bleue intense au contact de l'ozone.

Non seulement on peut reconnaître la présence de l'ozone dans l'air, mais on peut aussi le doser d'une façon rigoureuse.

Pour l'ozone de l'air atmosphérique le meilleur procédé est celui employé à l'observatoire de Montsouris. Le principe sur lequel il repose est la transformation par l'ozone de l'arsénite de potassium en arséniate de la même base.

Pour doser la quantité d'ozone donnée en inhalations aux malades, on peut employer avec avantage la méthode rigoureuse de M. Houzeau.

Cette méthode consiste à absorber l'ozone par une dissolution d'iodure de potassium neutre, en présence d'acide sulfuique libre. Il se forme de l'oxyde de potassium ou potasse et l'iode est mis en liberté. On porte à l'ébullition pour expulser l'iode, et après refroidissement, on détermine par un simple essai alcalimétrique l'acide sulfurique restant. Du poids de la potasse trouvée, on déduit celui de l'ozone Nous aurons l'occasion de reparler bientôt de ce procédé de dosage,

CHAPITRE III

ETUDE PHYSIOLOGIQUE DE L'OZONE

ACTION DE L'OZONE OU PLUTÔT DE L'AIR PLUS OU MOINS
CHARGÉ D'ÓZONE SUR L'ORGANISME ET SUR LES ANIMAUX

La quantité d'ozone que l'air renferme normalement
(environ 1/450000 en poids, 1/700000 en volume), à
une vingtaine de mètres au dessus du sol est trop faible
pour exercer une action nuisible sur les voies respiratoires. On admet même, d'après de nombreuses recherches, qu'à faibles doses, c'est-à-dire lorsque l'ozone ne
dépasse pas la quantité maximum qüi peut être contenue
dans l'air, il constitue un excitant utile. C'est donc bien
à tort qu'on attribue à l'ozone le sentiment de torpeur
éprouvé par certaines personnes, surtout par les femmes
nerveuses, au moment des orages. Le phénomène est
beaucoup plus complexe, et dépend de divers autres
facteurs météorologiques.

Selighson (1873) a constaté que le séjour dans une
atmosphère chargée artificiellement d'ozone est sans in-

fluence fâcheuse. Les oiseaux qui vivent dans les couches atmosphériques les plus riches en ozone sont moins sensibles à son action toxique.

Schönbein, en se livrant à ses recherches sur les propriétés de l'ozone, avait constaté l'influence nocive que ce gaz exerce sur les animaux, action se traduisant, d'après lui, par l'accélération de la respiration et une inflammation violente des bronches et de la muqueuse nasale. Il prétend qu'il en ressentit lui-même les effets fâcheux et qu'il fut même obligé d'interrompre ses travaux par suite d'une vive irritation pulmonaire.

Mais les expériences pour prouver les propriétés physiologiques de l'ozone ne sont réellement faites d'une façon rigoureuse qu'une dizaine d'années plus tard.

En 1852, Schwarzenbach expérimente sur des lapins. Il plaçait ces animaux dans de grands cylindres de verre remplis d'air ozonisé par le phosphore et débarrassé des vapeurs phosphoriques par agitation avec de l'eau. Les expériences duraient deux heures pendant lesquelles on remplaçait les cylindres de verre au fur et à mesure qu'ils ne renfermaient plus d'ozone. De cette façon, les lapins de Schwarzenbach absorbaient 50 à 60 litres d'air ozonisé. Ils succombaient soit immédiatement après les expériences, soit dans les vingt-quatre heures suivantes, après avoir présenté une très grande dyspnée, des convulsions, et un refroidissement notable. A l'autopsie, on trouvait des signes de bronchite, d'engouement sanguin, et d'œdème pulmonaire intense.

Bœckel répète peu après les mêmes expériences en

employant les procédés identiques à ceux de son pré-
décesseur. Des expériences sur des pigeons démontrè-
rent pourtant la plus grande résistance de ces derniers.
Bœckel conclut que l'ozone à forte dose (1/2000 environ) détermine rapidement un engouement pulmonaire
mortel. A dose faible, mais longtemps continuée il provoque des bronchites intenses, et des pneumonies. Et il
ajoute : « en graduant davantage encore son action, on
arriverait à produire des tubercules pulmonaires. »

En 1856, Scoutteten s'exprime ainsi dans son traité
sur l'ozone : « Ayant respiré par hasard de l'ozone, je
sentis aussitôt ma poitrine se serrer, mes muscles se
contracter, et j'éprouvai une gêne qui me rappela celle
qu'on ressent dans un accès d'asthme. » C'est ce qui le
porta à faire de nouvelles expériences sur les animaux.
Elles portèrent sur une souris, un oiseau et un chat,
mais ses animaux moururent rapidement et les conclusions de Scoutteten furent celles des auteurs précédents.

Nous devons déjà faire remarquer ici que, tout en
admettant que les faits observés par ces hommes de
talent aient été bien observés, il vient aussitôt à l'esprit
de se demander si l'interprétation qu'ils en donnaient
n'était pas fausse. Ils obtenaient en effet l'ozone au
moyen de phosphore et faisaient ainsi respirer aux
animaux en expérience des composés phosphorés, aux-
quels venait s'ajouter l'acide carbonique exhalé par ces
animaux sous leurs cloches de verre.

C'est pourquoi M. Desplats, dans sa thèse passée

en 1857, et ses essais sur des cochons d'Inde, au lieu de se servir de phosphore comme ses prédécesseurs pour préparer l'ozone, employa de l'oxygène condensé provenant de la décomposition de l'eau par la pile ou préparé au moyen d'étincelles électriques. Les résultats ont été déjà bien différents, puisqu'il a pu soumettre sans accident pendant dix heures des animaux à l'action de l'ozone. Et, étrange conclusion, il ajoute en terminant : « Probablement qu'en prolongeant l'action pendant vingt-quatre ou trente-six heures, j'aurais fini par déterminer la mort de l'animal. »

En 1863, Ireland (d'Édimbourg), fait aussi des expériences sur l'action physiologique de l'ozone, mais il renonce au phosphore et prépare l'ozone par l'action de l'acide sulfurique sur le permanganate de potasse. Voici ses conclusions : « L'air ozoné accélère la respiration et peut-être aussi la circulation. Il excite le système nerveux et provoque la coagulation du sang probablement en augmentant sa fibrine. Cependant l'ozone disparaît dans le sang, se combinant probablement avec quelques-uns de ses éléments. »

On voit donc combien les opinions émises à ce sujet sont contradictoires. Nous avons déjà fait remarquer que ces contradictions semblent devoir être imputées aux différentes façons employées par les auteurs pour produire de l'ozone, et qui toutes, au lieu d'ozone pur, donnaient naissance à divers composés chimiques nuisibles pour le bon résultat des expériences. Aussi ne faut-il pas s'étonner des conclusions tout autres aux-

quelles arrive M. Labbé après de nouvelles expériences
où il démontre l'innocuité relative de l'ozone, mais en
se servant d'air ozonisé non mélangé à des produits de
fabrication impurs. Nous citerons tout au long cette
expérience qui pour nous a une grande importance.
« Le 8 novembre 1887, dit M. Labbé, j'ai pris un jeune
lapin vigoureux, bien portant, que j'ai enfermé dans
une boîte en bois de 25 centimètres carrés, et présentant
deux petites fenêtres d'un centimètre carré chacune.

La partie supérieure de la boîte était close par une
glace sans tain permettant de surveiller l'animal. A l'une
des fenêtres arrivait l'embouchure d'un tube à effluves
de M. Houzeau, à l'autre était adaptée une petite sou-
pape s'ouvrant de dedans en dehors, permettant à l'air
contenu dans la caisse de s'échapper au dehors, sans
laisser pénétrer l'air non ozonisé de la pièce où avaient
lieu les expériences.

L'animal est resté trente minutes dans cette caisse
sans manifester aucune agitation ; après l'expérience il
était aussi alerte, aussi vigoureux qu'auparavant. Deux
papiers réactifs de *James* placés dans l'intérieur de la
caisse ont donné le numéro 21 de la gamme ozonométrique, c'est-à-dire le maximum de l'échelle.

Le lendemain, le même lapin a été soumis à la même
épreuve pendant une heure sans plus de résultat que la
veille.

L'expérience a été répétée le 20 novembre suivant et
prolongée pendant deux heures : « même résultat. »

M. Labbé a continué ses essais et a renouvelé ses tentatives sur d'autres animaux. Les chiens, chats, oiseaux, cobayes soumis à des épreuves multiples n'ont en rien souffert de leur présence dans un milieu chargé d'ozone.

C'est en présence de ces résultats négatifs, au point de vue de l'action toxique et funeste attribuée à l'ozone, que M. Labbé s'est soum's lui-même à ces expériences. « J'ai respiré, dit-il, moi-même, à différentes reprises, et pendant plus d'une demi-heure, les émanations d'ozone produites par les tubes à effluves et je n'en ai jamais ressenti la plus petite gêne ni le plus léger coryza. »

Ces inhalations étaient faites à l'air libre, au moyen d'une embouchure en forme de pavillon par où s'échappait l'air ozonisé dans le tube de M. Houzeau. La quantité d'ozone était un dixième de milligramme par litre d'air.

Entièrement rassuré sur tous les méfaits attribués à l'ozone, M. Labbé n'hésita pas à soumettre certains malades à l'action de ce nouvel agent dont j'espère démontrer plus loin l'efficacité thérapeutique.

ACTION PHYSIOLOGIQUE DE L'OZONE SUR LE SANG

Le sort que subit le sang au contact de l'ozone avait été cherché par Cl. Bernard dès 1856. Et de ses expériences, il conclut que l'ozone n'exerce pas sur le sang d'action appréciable à la vue. « Si ce corps est absorbé, dit Cl. Bernard, il se transforme nécessairement dans le sang, car son existence est incompatible avec le contact de la matière organique »

En 1867, Huisinga, après des expériences sur l'action de l'ozone sur le sang, donne les conclusions suivantes :

1° L'ozone attaque rapidement l'hémoglobine et en fait disparaître les bandes d'absorption ; elle se trouve oxydée et décolorée sans production préalable d'hématine;

2° L'ozone oxyde l'hématine beaucoup plus difficilement que l'hémoglobine ;

3° Les globules sanguins des grenouilles sont immédiatement décolorés pr l'ozone et réduits à un noyau brillant, granuleux, entouré d'un stroma pâle. Si cette action est prolongée, le stroma disparaît.

Dogiel, en 1875, a fait également agir l'ozone sur le sang et il a constaté qu'il devient visqueux, vert jaunâtre, et finalement incolore.

Enfin Barlow (879), a fait aussi quelques tentatives dans le même sens. De ses recherches il conclut que l'ozone diminue l'absorption de l'oxgène et l'élimination de l'acide carbonique. Toutefois, il constate que les lésions obtenues par l'action directe de l'ozone sur le sang épanché hors de l'organisme, manquent totalement chez les animaux tués par l'ozone. On ne peut pourtant pas laisser passer cette affirmation de Barlow sans rappeler que les animaux soumis à ses expériences étaient hermétiquement enfermés dans des caisses où ils succombaient bien plutôt à l'action de l'acide carbonique qu'à l'action de l'ozone. La coloration noire du sang observée par Dewar et Mac Kendrick en 1873 dans les mêmes conditions en est la meilleure preuve.

Toutes ces expériences ne portaient aucune sur

l'influence que l'ozone exerce sur la proportion d'oxyhémoglobine. C'est pourquoi M. Labbé, se servant du
procédé de M. le Dr Hénocque a recherché avec soin
cette influence. Grâce au procédé de M. le Dr Hénocque,
cette recherche est facile et nous avons pu nous-même
nous familiariser promptement avec son procédé et
répéter les expériences de M Labbé.

Nous dirons brièvement que la métqode d'hémato-
spectroscopie de M. le Dr Hénocque repose sur un double procédé d'examen de la richésse du sang en oxyhémoglobine. Un premier moyen consiste à faire l'examen
de quelques gouttes de sangs avec un hématoscope. Ce
instrument est composé de deux lames de verre de 0^m10
superposées dont la supérieure est beaucoup moins
large. Elles se touchent à une extrémité tandis qu'à
l'autre elles sont séparées par 50 millièmes de millimètre, ce qui détermine un espace prismatique triangu-
laire, destiné à emmagasiner le sang. Au moyen d'une
plaque millimétrique appelée diaphanomètre, placée
derrière l'hématoscope on pourra lire par transparence
les divisions de l'échelle, d'autant plus loin que le sang
sera moins coloré, et renfermera par suite moins
d'oxyhémoglobine.

Le contrôle de ce premier examen est fourni au moyen
de l'*hémato-spectroscope*, lequel en produisant le phénomène caractéristique des deux bandes d'absorption in-
dique, suivant la position occupée par ces bandes sur
l'hématoscope, quelle est la quantité d'oxyhémoglobine
contenue dans le sang.

Dans les premières expériences faites par lui, M. Labbé a toujours trouvé une augmentation notable de l'oxyhémoglobine, après s'être soumis lui-même et avoir soumis quelques uns de ses amis pendant 10 minutes aux inhalations d'ozone obtenu au moyen des effluves d'un appareil statique. L'augmentation était toujours de 1/2 à 1 pour 100. Étonné, il fit contrôler ses résultats par le Dr Hénocque qui lui-même examina son propre sang au spectroscope et trouva 11 pour 100.

Après avoir respiré pendant 10 minutes les effluves de l'appareil, il constata 11 1/2 pour 100.

C'est alors que, devant cette action remarquable et bien évidente de l'ozone sur le sang, M. Labbé n'hésita pas à en faire l'application aux malades. Et il ne tarda pas à être satisfait des résultats de cette thérapeutique nouvelle. C'est du reste ce que nous avons observé nous-même et dans toutes les expériences que nous avons également faites sur ce sujet nous avons toujours vu l'oxyhémoglobine croître après quelques séances plus ou moins prononcées d'ozonisation.

Aussi avons-nous lu avec un véritable étonnement la communication que vient de faire tout récemment M. d'Arsonval à la société de Biologie. (Séance du 18 mai 1891.)

Pour vérifier lui-même si, sous l'influence des inhalations d'ozone, la proportion d'hémoglobine augmentait dans le sang, M. d'Arsonval a mesuré la capacité respiratoire du sangs à l'aide de la pompe à mercure chez les animaux soumis à ces inhalations. Il a constaté qu'il se produisait dans ces conditions non pas une augmentation mais une diminution de la capacité respiratoire du sang, et cela aussi bien *in vitro* que chez l'animal vivant. « Je me suis assuré en outre, ajoute-t-il, qu'en ozonisant de l'air, il se produisait des vapeurs nitreuses et que c'était à l'absorption de ces vapeurs qu'était due la diminution de la capacité respiratoire du sang. »

Nous ferons remarquer que dans toutes ses expériences, M. d'Arsonval s'est servi d'ozone condensé, préparé au moyen du tube de Berthelot, et qu'il a fait respirer à ses animaux exclusivement ce gaz condensé au lieu de les faire respirer à l'air libre. Il n'est du reste pas étonnant que dans ces conditions ses lapins aient péri, car nous n'avons jamais voulu dire que l'ozone concentré pris à haute dose n'était pas toxique.

Conclusions. — On voit combien au point de vue physiologique la question de l'ozone a soulevé de discussions. Les contradictions sont encore nombreuses, mais nous croyons pourtant avoir montré dans les expériences citées plus haut tout au long que l'ozone donné aux animaux dans de bonnes conditions expérimentales est inoffensif. Nous devons cependant ajouter que les malades présentent tout à fait au début de leurs inhalations des phénomènes subjectifs et objectifs sur lesquels nous reviendrons plus loin.

CHAPITRE IV

DES PROPRIÉTÉS DÉSINFECTANTES DE L'OZONE. — SON ROLE DANS L'APPARITION DES ÉPIDÉMIES

Il est une question que l'on ne peut laisser de côté, même dans un exposé succinct comme le nôtre sur la nature et les propriétés de l'ozone, mais entrepris au point de vue médical. C'est le rôle que l'on a fait jouer à l'ozone, depuis sa découverte, dans les fermentations, et aussi dans l'étiologie des affections catarrhales et l'apparition des épidémies. Sa présence dans l'atmosphère, bien qu'en très faible proportion, comme nous l'avons vu, mais variant suivant les pays, les localités, l'époque des années et des saisons devait tenter la sagacité des savants et exciter leurs recherches. Et en effet les mémoires écrits sur ce sujet sont nombreux, et pourtant, malgré leur grand nombre, nous verrons que l'entente est loin de se faire entre les différents auteurs. C'est pourquoi nous exposerons leurs principales théories ; nous envisagerons d'abord l'ozone comme cause directe

des maladies; puis nous parlerons de son rôle désinfectant et enfin de son rapport avec les épidémies.

A. *Ozone comme cause directe des maladies*

Dès 1847, Schonbein pense que ce gaz pouvait jouer
un rôle dans l'étiologie des affections catarrhales, et,
pour le vérifier, il convie les médecins de Bâle à faire
avec lui des observations dans ce sens. Ils croient s'a-
percevoir qu'à chaque exacerbation des affections des
voies respiratoires paraissait correspondre une richesse
plus grande de l'ozone dans l'air.

En 1847 également, Splenger publie deux observations de grippe dans le Mecklembourg et il conclut que
la maladie progresse tant que l'ozone se trouve à dose
élevée et diminue dès que la proportion de ce corps
devient moindre.

Bœckel s'occupe aussi de cette question et les idées
qu'il s'en fait sont les suivantes. Le nombre des maladies
pulmonaires et des décès par ces maladies (pneumonies,
pleurésies, angines, à l'exclusion de la phthisie dont l'in-
vasion est trop incertaine) est en rapport direct avec
l'ozone et en rapport inverse avec la température. Pour
lui, plus il y a d'ozone dans l'air et en même temps plus
la température est basse, plus le chiffre des affections pulmonaires est élevé et les décès pour cette cause nombreux. Il ajoute encore que parmi les causes externes
produisant les affections pulmonaires dans nos climats
l'ozone joue le principal rôle.

Mais bientôt, en 1852, les conclusions d'une commission nommée par la société de médecine de Kœnigsberg, chargée de faire pendant un an des observations ozonométriques dans la ville et les environs, et de dresser des tableaux exacts de toutes les maladies aiguës sont en contradiction absolue avec celles de Schönbein, Splenger et Bœckel et se traduisent ainsi : « la contenance ozonique n'exerce pas la moindre influence sur les maladies des voies respiratoires. »

Il est certain que les temps froids, qui le plus souvent coïncidaient avec cette abondance de l'ozone atmosphérique dans les observations faites par les auteurs ci-dessus, paraissent suffire à expliquer les phlegmasies des voies respiratoires, sans l'intervention de l'oxygène électrisé. A Alger, où les affections pulmonaires sont rares grâce à la température élevée qui y règne toute l'année, le Dr Pietra-Santa a reconnu que la proportion d'ozone est toujours plus considérable qu'à Strasbourg où dominent au contraire les lésions de l'appareil respiratoire. Il en est de même à Ajaccio.

Et en outre, chose très intéressante pour notre sujet, le même observateur a reconnu qu'à la station thermale des Eaux-Bonnes les phtisiques se trouvaient sensiblement mieux les jours où les papiers ozonométriques atteignaient une coloration plus marquée.

Hayes, dans une expédition au pôle Nord, a constaté que dans les régions polaires l'ozone est toujours à son maximum et cependant les affections pulmonaires et bronchiques y sont presque inconnues. Le capitaine Pope en dit autant des plateaux du Texas et du Mexique.

A Paris, l'ozone est presque toujours nul et cependant la grippe y est fréquente. Elle n'est pas plus fréquente à la campagne où cependant l'air est riche en ozone. En outre, les montagnards, les chasseurs et les marins qui vivent toujours dans une atmosphère renfermant un maximum d'ozoue ont des poitrines robustes et sont pleins de résistance contre la maladie.

B. *Ozone comme désinfectant et comme la cause des épidémies.*

En se livrant à ses études sur l'ozone, Schönbein s'efforce de démontrer que ce gaz jouit de propriétés désinfectantes. et antimiasmatiques. Il fait passer de l'ozone sur de la viande en putréfaction, et constate que l'odeur disparaissait pour se montrer de nouveau dès que le contact avec le gaz désinfectant avait cessé d'exister.

A peu près à la même époque, Clemens fait des expériences sur les animaux. Il place des grenouilles dans un marais artificiel où elles succombaient rapidement tant que l'eau n'était pas purifiée mais où elles continuaient à vivre quand on y avait fait passer un courant d'air ozonisé.

En 1856, Scoutetten fait également de nombreuses expériences sur ce sujet. Nous en citerons quelques-unes.

Première expérience. — Un morceau de viande, pesant 270 grammes, en putréfaction et répandant une odeur insupportable fut plongé le 23 février 1856 dans un flacon d'une capacité de cinq litres, contenant de l'air ozoné. En une minute il était complétement désinfecté.

Le même morceau de viande, remis à l'air libre, laissa dégager les miasmes les plus infects. Replongé dans un second bocal contenant de l'air ozoné, il perdit aussi rapidement que la première fois son odeur repoussante.

Deuxième expérience. — Le 19 Mai 1856, on fit mettre dans une salle de l'hôpital de Metz, cubant près de 1100 mètres, deux tas de fumier, espacés de dix mètres Ce fumier était en pleine putréfaction et répandait une odeur ammoniacale insupportable. On le laissa séjourner deux jours et deux nuits puis on répandit dans la salle l'air ozoné contenu dans quatre bocaux de la contenance de six à huit litres chacun, l'odeur diminua sensiblement. On enleva le fumier le lendemain et on répandit de nouveau de l'air ozoné. L'odeur disparut complétement et très promptement à l'étonnement des assistants.

Il était démontré que l'ozone détruit l'hydrogène sulfuré, l'hydrogéne carboné, l'ammoniaque : c'est donc un désodorant énergique. Il sagissait de savoir si l'ozone pourrait arrêter la putréfaction, les autres fermentations et détruire les miasmes.

En 1862, Richardson prit du sang de bœuf renfermé dans une bouteille depuis 1854. Ce sang était en putréfaction, le caillot était ramolli, détruit, fétide. Un courant d'ozone fit disparaître la mauvaise odeur, et le caillot reprit de la consistance. Richardson en conclut que l'ozone est capable d'arrêter la putréfaction et songea à tirer parti de cette propriété pour empêcher de pourrir les viandes de boucherie.

En 1875, Boillot prit deux morceaux de viande qu'il plaça dans deux flacons contenant l'un de l'air pur, l'autre de l'air ozonisé. — Cinq jours après, le morceau placé dans le premier flacon était en putréfaction complète, on déboucha alors le second flacon contenant de l'air ozonisé, et dès le lendemain il fut également en pleine putréfaction.

De tout cela, on ne peut pas conclure que l'ozone détruit les agents de la putréfaction, les microbes. Tout au plus peut-on dire qu'il détruit les émanations putrides ou qu'il frappe momentanément d'inaction les agents de la putréfaction.

Cependant, il paraît évident *à priori* que l'ozone agissant à dose suffisante doit faire périr les germes et les ferments. Les récentes expériences de Chappuis paraissent le mettre hors de doute. Aussi citerons nous tout au long la note que M. Chappuis a publiée dans le Bulletin de la Société chimique [1].

« Dans une première série d'expériences, j'ai recueilli les poussières de l'air sur des tampons de coton ; quelques-uns de ces tampons ont été soumis dans un tube à l'action d'un courant d'air ozonisé.

Des flacons contenant de la levure de bière ont été préparés avec soin.

Tous les flacons dans lesquels, le tampon de ouate non ozonisé à été introduit sont devenus troubles en quelques jours. Tous ceux, au contraire, dans lesquels

---

1. *Action de l'ozone sur les germes contenus dans l'air*. Chappuis. *Bulletin de la Société chimique*. Tome 35 — 1881.

j'ai placé un coton ayant séjourné dans l'ozone sont encore limpides après vingt jours. « Ces expériences permettent de conclure que tous les germes en suspension dans l'air, capables de se développer dans la levûre de bière, sont tués par l'ozone. »

De ce que l'ozone présente des propriétés désinfectantes (et germicides?) on a voulu expliquer par son *absence* dans l'atmosphère le développement et l'extension des épidémies. On voit pourtant les épidémies naître, croître, décroître et disparaître, sans que l'ozone intervienne tout à coup pour détruire les germes de la maladie contagieuse. Nous allons passer en revue les diverses épidémies pour lesquelles l'ozone a surtout été incriminé.

Choléra. — Schönbein le premier, en 1848, émit l'opinion que l'apparition du choléra pouvait se trouver dans une certaine corrélation avec la diminution ou l'absence de l'ozone atmosphérique. Il parlait ainsi *a priori* mais cette idée eut presque aussitôt beaucoup de succès, car peu après, pendant une épidémie de choléra à Londres, le D' Hunt trouva que l'air était privé d'ozone. Mais deux ans après (1851 et 1852) la Faculté de Médecine de Kœnigsberg et en 1854 les médecins de Vienne arrivèrent d'après leurs observations à conclure qu'il n'y a aucune espèce de rapport entre une maladie quelconque et la quantité d'ozone contenue dans l'atmosphère. L'historique de cette question est d'ailleurs plein de contradictions, et tandis que plusieurs auteurs (Bœckel, Bérigny, Billaud, Schultz et le D' Orloff publient des résultats qui corroborent l'opinion de Schönbein, d'autres (Seitz, Voltini, Denza) publient des faits absolument contraires.

Tout récemment, en 1884, le Dʳ Onimus est venu apporter un nouveau témoignage en faveur des premières théories. Dans un mémoire qu'il a publié à ce sujet, il conclut ainsi : « L'ozone est un agent puissant de désinfection. A Marseille, pendant l'épidémie actuelle, l'ozone avait disparu au plus fort de l'épidémie. Il a reparu deux jours avant l'atténuation de celle-ci. » Il donne ensuite les procédés les plus pratiques pour produire de l'ozone dans un hôpital et dans les maisons particulières, et il prétend qu'en temps d'épidémie de choléra, non seulement il est pour les malades un excellent stimulant, mais qu'il purifie l'atmosphère et agit d'une façon utile.

Affections gastro-intestinales. — On a prétendu (Wolf, à Berne en 1856) que les maladies digestives dépendaient d'une diminution de l'ozone atmosphérique. Ce phénomène constituerait donc, d'après les idées de Schönbein, une sorte d'antagonisme avec les maladies des voies respiratoires attribuées à l'élévation de l'ozonomètre. Ici encore le désaccord est complet avec les faits observés.

Malaria. — L'américain Gaillard, et après lui Bœckel ont prétendu établir que l'ozone fait défaut dans l'atmosphère des contrées à malaria et à fièvres périodiques. Cette opinion a été unanimement combattue.

Il est encore une théorie dont nous ne dirons qu'un seul mot, c'est celle qui fait jouer à l'ozone un rôle important dans la mortalité. Comme le dit Marié (Thèse de Paris) la proportion d'ozone est si minime que son influence sur l'économie se trouve noyée dans d'autres influences concomitantes et généralement prépondérantes.

CHAPITRE V

OZONE AU POINT DE VUE THÉRAPEUTIQUE

Description des appareils.

Avant d'exposer les effets de la médication par l'ozone, nous devons donner la description des appareils employés en clinique et des procédés opératoires qui doivent être appliqués aux malades.

Au début de ses recherches, M. le Dr Labbé se servait pour produire l'ozone du tube de Houzeau que nous avons déjà décrit. Il faisait arriver dans ce tube un courant d'air atmosphérique qui s'ozonisait à son passage dans l'appareil. Le courant d'air était obtenu au moyen d'une trompe à eau soufflante et réglé de telle façon qu'il passait un litre d'air environ en quarante secondes. Le dosage avait été fait par M. Rivage, un des anciens collaborateurs de M. Houzeau, et suivant la rigoureuse méthode de ce dernier [1] ; nous avons vu que chaque litre

1. Cette méthode consiste à absorber l'ozone par une dissolution d'iodure de potassium neutre en présence d'un acide sulfurique libre. Il se forme de la potasse et l'iode est mis en liberté. On porte à l'ébullition

d'air contenait.en moyenne un dixième de milligramme d'ozone, et que cette quantité était obtenue en quarante secondes. Chaque malade faisant une inhalation de un quart d'heure, absorbait environ deux milligrammes à deux milligrammes et demi d'ozone. Nous voyons donc que cet appareil nécessitait une organisation assez encombrante et toujours dispendieuse. En effet, avec le tube à effluves de M. Houzeau et tous les autres ozoneurs connus, il était indispensable d'avoir un système de ventilation permettant d'avoir un courant d'air déterminé. dans un sens voulu et approprié aux différents usages et résultats que l'on voulait obtenir. C'est pour obvier à tous ces obstacles que M. Labbé à fait construire par la maison Royer, l'ozoneur dont il se sert maintenant. Avec cet appareil, point n'est besoin ni de ventilateur, ni de trompe soufflante, ni soufflerie d'aucune sorte. Le courant d'air nécessaire s'établit de lui-même, sous l'influence des effluves qui se font dans ce nouveau tube ; l'air pouvant librement circuler, obéit naturellement aux lois de la pesanteur ; en effet, lorsque l'appareil fonctionne, l'air s'échauffe sous l'influence des effluves et subit un mouvement ascensionnel continu et régulier.

Ce tube, d'une grande simplicité, se compose de deux cylindres en verre concentrique ; la surface interne de chacun de ces tubes cylindriques est tapissée d'alumi-

pour expulser l'iode, et après refroidissement on détermine par un simple essai alcalimétrique l'acide sulfurique restant. Du poids de la potasse trouvée, on déduit celui de l'ozone.

nium où viennent aboutir les deux pôles d'une bobine, Ruhmkorff, placée sur un meuble contenant un accumulateur qui actionne la bobine et le tube à effluves. Les effluves se font donc entre la surface externe périphérique du tube concentrique et la périphérie de toute la surface interne du tube excentrique. L'air pouvant librement circuler dans cet appareil dont les orifices sont largement ouverts, on obtient de la sorte un courant léger, mais continu d'air ozonisé ; il suffit de maintenir l'appareil dans une situation à peu près verticale. Au bout de quelques secondes de fonctionnement, on constate un dégagement considérable d'ozone qui se produit sur le papier ozonométrique d'une façon extrêmement rapide. puisqu'il suffit de vingt à vingt-cinq secondes pour obtenir la coloration bleue foncée qui correspond au maximum de la gamme ozonométrique.

Avec ce nouvel appareil, la production d'ozone est un peu plus considérable, et en une inhalation de 15 minutes, les malades inspirent trois milligrammes environ d'ozone.

On voit que ce dispositif est très simple, que le médicament peut être régulièrement administré, et rigoureusement dosé. Les malades n'éprouvent aucune fatigue à inhaler ; ils se placent près de l'embouchure du tube que nous venons de décrire et respirent naturellement, sans effort

Action des inhalations sur les malades

Pendant la durée des inhalations les malades ne ressentent en général rien de particulier. Quelques uns éprouvent cependant quelquefois au début une légère constriction à la gorge, accompagnée d'un peu de dyspnée. Chez d'autres, c'est une sensation de vertige et d'étourdissement passager avec tendance au sommeil. Quelques uns ont eu de légers accès de toux. mais ces derniers étaient des tousseurs, et les accès présentés pendant l'inhalation n'avaient rien de particulier.

Souvent l'inhalation a pour effet immédiat d'amener une sensation de bien être, les malades disent qu'ils sententent leur poitrine plus libre. Phénomène curieux, l'appétit est rapidement ramené par les inhalations.

C'est seulement après un certain nombre d'inhalations que l'on peut bien juger des effets de l'ozone.

Sous l'influence de ce traitement les malades ne tardent pas à voir leur état général s'améliorer. L'appétit revient, les digestions se font bien. Les sueurs nocturnes sont diminuées, le sommeil reparaît chez des malades tourmentés depuis longtemps par l'insomnie. L'augmentation de poids des malades est progressive et constante.

Enfin, comme le prouvent plusieurs de nos observations, les signes stéthoscopiques montrent un amendement des lésions pulmonaires. Dans cinq cas, nous avons observé une véritable régression des phénomènes locaux.

Chez tous ces malades on peut suivre l'amélioration progressive par l'étude journalière de leur sang. M. Labbé qui, dans son travail, a publié 32 observations, prises avec la collaboration du D' Hellet, relate avec soin les résultats que lui ont donné les examens spectroscopiques. Il faisait ces examens avec le même instrument, à l'éclairage solaire, à la même orientation, et au même moment de la journée. Le sang était recueilli au moyen d'une piqûre faite à l'extrémité de la pulpe au petit doigt de la main de chaque malade pour tous les examens.

En récapitulant toutes ses observations au point de vue de l'augmentation de l'oxyhémoglobine il a trouvé les chiffres suivants :

4 malades on gagné	1 p. 100	et étaient partis de	7 1/2, de 8 et 10 p. 100
4	—	1 1/2 p. 100	—	8 et 10 p. 100.
7	—	2 p. 100	—	5, 7, 8, 9 et 11 p. 100.
10	—	3 p. 100	—	5, 7 1/2, 8, 9, et 10 p. 100.
5	—	4 p. 100	—	8 1/2 et 9 p. 100.
2	—	6 p. 100	—	4 et 7 p. 100.

Sur tous ces malades, 24 seulement ont pu être pesés au début du traitement ; 17 ont augmenté dans des proportions variables :

4 ont augmenté de......			0 k.	500 gr.
5	—	—	1	500
1	—	—	1	800
2	—	—	2	500
1	—	—	3	300
2	—	—	4	»
1	—	—	7	»
1	—	—	8	500

Cinq sont restés stationnaires, et deux ont diminué de 500 grammes environ. Les six autres n'ont pu être pesés. Dans les douze nouvelles observations que nous publions, nous avons aussi relaté l'augmentation de l'oxyhémoglobine, augmentation qui a été constante, comme nous l'exposons ci-dessous :

2 malades ont gagné 1 p. 100 et étaient partis de 9 1/2 et de 11
1   —   2 p. 100   —   de 11
3   —   2 1/2 p. 100   —   de 9, de 9 1/2 et 9 1/2
3   —   3 p. 100   —   de 8, de 10, de 10
1   —   3 1/2 p. 100   —   de 9
1   —   4 p. 100   —   de 8

Pour le dernier malade, l'examen n'a pu être fait.

Sur ces douze malades, onze seulement ont été pesés au debut du traitement. Ils ont augmenté dans les proportions suivantes :

1 a augmenté de......... 1 kilogramme
1   —   de.......... 2 kilogrammes
2   —   de.......... 3 k. et 3 k. 400
4   —   de.......... 4 k., de 4 k. 100, de 4 k. 300 et 4 k. 500
1   —   de.......... 7 kilogrammes
1   —   de.......... 8 kilogrammes
1   —   de.......... 10 k. 500

Nous devons encore faire remarquer que sur ces douze malades, il y en a six que nous avons pu retrouver. Nous avons constaté avec le plus grand plaisir que tous les six étaient en parfaite santé après une période variant de deux à trois ans et demi après le début du traitement. Ces excellents résultats nous semblent démontrer d'une façon très nette l'action sinon curative, tout au moins bienfaisante de l'ozone dans le traitement de la tuberculose pulmonaire.

CHAPITRE VI

COMMENT EXPLIQUER L'ACTION BIENFAISANTE DE L'OZONE DANS LE TRAITEMENT DE LA TUBERCULOSE?

On peut, selon nous, faire plusieurs hypothèses. On peut supposer tout d'abord que l'ozone agit directement sur la cause même de la phthisie par son action microbicide sur l'organisme vivant de la tuberculose. On peut encore supposer qu'il agit directement sur le malade en modifiant sa nutrition dans un sens favorable, soit en le rendant moins réceptif, soit en lui permettant de lutter plus avantageusement contre le parasite qui l'envahit peu à peu.

Nous allons rechercher en consultant les auteurs qui nous ont précédé et en interprétant nos propres expériences ce qu'il peut y avoir de vrai dans chacune de ces deux hypothèses.

Action microbicide de l'ozone. — Nous avons vu que Schönbein s'est efforcé de démontrer l'action désinfectante et désodorisante de l'ozone sur de la viande putré-

fiée. De même Scoutetten par des expériences très ingé-
nieuses arrive à démontrer la même action. Richardson,
comme nous l'avons également dit, Boillot ont montré
que l'ozone pouvait empêcher et arrêter les putréfac-
tions. Les expériences plus récentes de Chappuis, que
nous avons citées tout au long, tendent à prouver que
l'ozone est capable de tuer les germes contenus dans
l'air.

Malgré ce grand nombre de tentatives la question nous
paraît bien loin d'être tranchée. Dans toutes leurs expériences, les auteurs qui nous ont précédé ne disent pas
exactement la dose d'ozone qu'ils ont fait agir, ils ne dé-
crivent pas d'une façon minutieuse les procédés qu'ils ont
employés pour préparer cet ozone, et ils ne nous rensei-
gnent surtout pas sur quels germes ils ont expérimenté.
Selon nous, ces expériences manquent absolument de la
rigueur qu'on exige aujourd'hui à juste raison dans l'é-
tude des questions de pathologie expérimentale.

Pour étudier avec fruit l'action microbicide de l'ozone
il faut, croyons-nous, choisir un organisme bien déterminé, en cultures pures, et faire agir sur lui de l'ozone
dont la quantité est connue et pendant un temps donné.

C'est dans ce but que nous avons institué une série
d'expériences que malheureusement le temps ne nous a
pas permis d'achever. Cependant nous allons indiquer
sur quoi elles ont porté et quels sont les résultats que
nous avons obtenus jusqu'à ce jour.

Au point de vue où nous nous plaçons il nous fallait
rechercher si l'ozone mélangé à l'air atmosphérique dans

les proportions que nous avons indiquées pour l'usage des malades était capable de tuer, atténuer ou arrêter le développement du bacille de la tuberculose.

Voici le dispositif que nous avons employé. Nous devons dire d'abord que dans toutes nos expériences nous nous sommes servi d'une culture pure de bacilles de la tuberculose sur sérum de bœuf solidifié. Au moyen d'un tube de verre plongeant jusqu'au fond du tube de culture nous avons fait passer sur nos cultures un courant d'air ozonisé. Cet air ozonisé était forcé de traverser tout le tube à expériences avant de s'échapper par un second tube de sortie. On obtenait facilement un courant d'air au moyen de l'aspiration par un aspirateur à réservoir d'eau. Pour ozoniser le courant d'air on l'obligeait à traverser un tube de Houzeau, semblable à celui que nous avons décrit tout au long dans le courant de ce travail [1]. En outre, nous avions apporté le plus grand soin pour nous mettre dans des conditions aussi comparables que possible aux moyens employés cliniquement.

Dans une première série d'expériences nous avons fait passer sur une culture environ quinze litres d'air ozonisé pendant une heure et demie ou mieux pendant trois séances d'une demi-heure chacune.

Dans une seconde série d'expériences nous avons fait

---

1. Toutes ces manipulations ont été faites d'une façon aseptique. Le courant d'air traversait une bourre de coton avant d'arriver dans le tube de culture, de sorte que nous avons opéré sur des cultures pures et restées pures.

passer sur de nouvelles cultures environ vingt litres d'air ozonisé pendant deux heures, ou mieux encore pendant deux séances d'une heure chacune

Au moyen de l'inoculation sur des cobayes, la virulence de la culture était essayée avant et après l'exposition au courant d'air ozonisé.

\ Dans ces deux séries d'expériences les inoculations ont été positives et les cobayes sont devenus tuberculeux, ce qui démontre que les bacilles n'avaient pas été tués.

Nous n'avons pas encore en ce moment d'expériences assez nombreuses pour pouvoir dire si les cultures ont été atténuées. On sait en effet, que le temps que mettent les animaux tuberculeux à mourir est toujours assez variable, et on ne peut conclure en pareille matière qu'après avoir observé un très grand nombre de faits

Ce que nous pouvons affirmer jusqu'ici, c'est que l'air ozonisé dans les conditions où nous nous sommes placé (doses thérapeutiques) est incapable de tuer tous les bacilles de la tuberculose en culture. Nous no savons pas si dans ces conditions les bacilles sont atténués ou si leur développement est enrayé.

Nous continuons nos recherches dans ce sens. On comprend en effet que les résultats seront entièrement variables, et même différents ou opposés selon le dispositif employé. Dans nos expériences l'air ozonisé venait passer sur la culture sur sérum solidifié. Bien que la culture des bacilles se fasse exclusivement en surface, il y a tou-

jours quelques bacilles qui pénètrent un peu dans le milieu nutritif et il est possible que ces bacilles aient
échappé à l'action du gaz. Nous croyons cependant que
ces conditions ne s'éloignent pas beaucoup de celles que
nous voyons réalisées sur le malade, car les bacilles ni-
clus dans les tissus tuberculeux ne sont pas aussi en contact direct avec les gaz inspirés. Quoiqu'il en soit, nous
pensons pouvoir conclure que l'action microbicide de
l'ozone aux doses que nous avons employées est nulle
sur les bacilles en cultures artificielles.

On peut nous objecter que pour guérir les malades, il
n'est pas nécessaire de tuer les bacilles ; il suffit de les
atténuer ou d'empêcher leur développement. Ces objec-
tions sont parfaitement justifiées. Aussi, comme nous le
disions tout l'heure d'autres recherches sont elles néces-
saires et nous espérons pouvoir les continuer. Les expériences que nous avons faites jusqu'à ce jour ne font
qu'élucider un point de la question et montrent que
l'action de l'ozone est très complexe.

Action de l'ozone sur l'organisme. — Si on n'admet
pas l'action microbicide de l'ozone sur les bacilles de la
tuberculose ou si on trouve cette action insuffisante on
peut encore expliquer son action bienfaisante sur les
malades traités poar les inhalatins par les propriétés
physiologiques de l'ozone sur l'organisme et en particulier sur le sang Nous avons en effet exposé en grand
détails les expériences faites par M. le Dr Labbé sur ce
sujet et quenous avons répétées nous-même. Ces expériences ont mis hors de doute l'action de l'air ozonisé en

inspiration sur l'augmentation de l'oxyhémoglobine.
Nous avons vu que chez des individus sains ou légèrement anémiques, cette augmentation est de 1 à 1 1/2
pour 100, après quelques séances seulement d'inhalation. Nous avons vu qu'il en était de même chez les
malades après un plus ou moins grand nombre d'inhalations. Il est donc facile de comprendre que l'ozone puisse
modifier profondément la nutrition, et que cette modification favorable permette au malade de lutter et de résis-
ter plus avantageusement contre la maladie.

OBSERVATION I

Madame M...., 27 ans.

Pas d'antécédents héréditaires. Fille unique; père et mère bien
portants encore vivants.

Tousse depuis 7 ou 8 ans et a eu de nombreuses hémoptysies;
fièvre fréquente, sueurs nocturnes, expectoration peu abondante.
Cependant elle a eu depuis le début de sa maladie deux enfants
qui se portent bien.

8 octobre. — A l'auscultation, à droite et en avant petits craquements peu nombreux, léger retentissement de la voix. A droite
et en arrière quelques craquements fins, assez rares ; un peu de
retentissement de la voix. A gauche, en avant et en arrière,
respiration faible, un peu saccadée, pectoriloquie aphone très
nette. Pas de râles.

En ce moment la malade n'a pas d'appétit, ses digestions sont
pénibles, et elle ne peut manger de viande. Elle a de la fièvre le
soir et tout dernièrement elle a eu une nouvelle hémoptysie. Dé-
goûtée elle ne suit plus aucune médication. 49 kilos 900. L'examen du sang donne ces résultats :

Spectroscope............................. 10 0/0
Diaphanomètre........................... 10 0/0
Spiromètre.............................. 15

16 octobre. — La malade se trouve déjà mieux de ses trois séances d'inhalation, et elle n'a pas eu d'hémoptysie depuis 8 jours. Son poids a augmenté de près d'un kilogramme, l'appétit est un peu revenu, elle mange de la viande avec plaisir.

24 octobre. — Plus de fièvre mais pas de changement notable à l'auscultation. L'appétit est très bon.

7 novembre.

Oxyhémoglobine...................:... 12 0/0
Spiromètre.:............................ 20
Poids................................... 51 kilos.

L'appétit est excellent. La fièvre a complètement disparu. La respiration est beaucoup plus libre. La malade peut maintenant marcher sans fatigue ; avant le début du traitement la moindre marche la fatiguait et l'oppressait. Les forces reviennent de jour en jour.

Auscultation. Au sommet droit et en avant on constate une sonorité normale. La respiration est légèrement sifflante. Il n'y a pas de retentissement de la voix, mais une très légère pectoriloquie aphone. En arrière, légère submatité, quelques craquements secs très rares, respiration un peu rude, pectoriloquie aphone, retentissement de la voix.

Au sommet gauche, on constate une respiration un peu saccadée en avant et en arrière, mais pas de pectoriloquie aphone.

13 janvier 1890. — Madame M. a cessé tout traitement pendant près d'un mois à cause de la maladie de son mari. Elle s'est beaucoup fatiguée, et a beaucoup maigri. L'appétit a disparu, les forces ont diminué, la fièvre et les sueurs nocturnes sont revenues. Pas d'hémoptysie, pas d'expectoration. A l'auscultation, au sommet droit et en arrière, craquements humides et nombreux ; en avant respiration obscure, rares craquements fins. A gauche en avant et en arrière, respiration très obscure.

15 mars 1890. — La malade a régulièrement suivi pendant deux mois ses séances d'inhalation. Comme la première fois, l'appétit est revenu et l'état général est excellent. Elle pèse maintenant 54 kilos. A l'examen du sang, on obtient ce résultat:

Spectroscope......................... 13 pour 100
Diaphanomètre........................ 13 pour 100

A la percussion, très légère submatité en avant et en arrière du côté droit, sonorité normale du côté gauche.

A l'auscultation, on perçoit encore du côté droit et en arrière quelques craquements secs mais en avant la respiration, peut-être un peu saccadée, s'entend normalement. Du côté gauche on ne perçoit aucun signe pathologique.

6 avril 1890. — La malade se trouvant en très bon état cesse d'elle même ses inhalations.

15 juin 1891. — Nous avons revu nous-même la malade qui fait le sujet de cette observation il y a un mois, c'est-à-dire près de deux ans après le commencement de son traitement. Elle ne tousse plus, a un bon appétit et ne ressent aucune gêne. Nous ne l'avons pas auscultée.

Observation II.

M. L. 40 ans, marchand de vin ; pas d'antécédents héréditaires ; alcoolique. Tousse beaucoup depuis trois ans ; a eu plusieurs hémoptysies ; pas de sueurs nocturnes, peu d'expectoration, pas de fièvre, appétit conservé. A déjà eu plusieurs vésicatoires au sommet droit.

7 janvier 1888. — A l'auscultation, craquements humides au sommet droit en avant, expiration prolongée, matité. En arrière et à droite, matité moins prononcée qu'en avant, râles très fins.— Rien à gauche. Pas de bacilles dans les crachats.

Examen du sang.

Spectroscope............................... 9 1/2
Diaphanomètre............................... • 10
Spiromètre................................... 26
Poids.. 78 k. 300

21 février. — Le malade se trouve déjà beaucoup mieux de ses inhalations. Il tousse et crache très peu ; crachats presque mousseux, pas de nouvelles hémoptysies ; Bon appétit. — Auscultation. — A droite et en avant, quelques craquements, respiration rude, saccadée. En arrière, du même côté, petits craquements assez rares. Légère submatité en avant et en arrière. Rien à gauche.

23 février. — Le malade n'a pas toussé depuis deux jours. Il déclare se trouver très bien.

14 mars. — Le malade a craché un peu de sang pendant trois jours la semaine précédente, mais il n'en a pas craché de nouveau depuis quatre jours. Il tousse et crache peu. Bon appétit. A droite et en avant légère submalité, quelques petits craquements fins, un peu de résonnance de la voix. A droite et en arrière légère résonnance de la voix, pas de pectoriloquie, pas de craquements.

Examen de sang.

Spectroscope................................. 11
Diaphanomètre................................ 11
Spiromètre................................... 27
Poids.. 79 k. 400

16 avril. — Toux rare, bon appétit, quelques crachats mousseux. A droite et en avant légère submatité, respiration obscure, petits bruissements vésiculaires. A droite et en arrière, respiration obscure mais sans râles.

Examen du sang.

Spectroscope................................. 12
Diaphanomètre................................ 12
Spiromètre................................... 31
Poids.. 81 k. 700

Le malade cesse ses inhalations.

15 juin 1891. — C'est-à-dire 3 ans 1/2 après le début du traitement, nous venons de revoir le malade. Il est en très bonne santé et n'a pas toussé depuis deux ans. Nous ne l'avons pas ausculté.

OBSERVATION III

M. Thomas C..., 23 ans, sans antécédents héréditaires, tousse depuis trois ans environ et a eu, à diverses reprises, de légères hémoptysies. Le malade a suivi divers traitements, il a fait un long séjour à la campagne sans grand résultat ; son état est resté stationnaire et il continue à tousser.

19 mai 1888. — État actuel. A la percussion, matité au sommet gauche en avant et en arrière. A l'auscultation, craquements humides assez gros en avant et en arrière avec légère broncho-phonie et pectoriloquie aphone surtout en arrière. Rien d'appré-ciable à droite. Pas de fièvre, pas de diarrhée, bacilles dans les crachats.

La capacité pulmonaire donne au spiromètre : 15°.

Examen du sang :

    Spectroscope............................... 9 1/2 0/0
    Diaphanomètre............................. 9 1/2 0/0

Le poids est de 68 kilos.

Le malade a un peu toussé au début de ses quatre premières séances d'inhalation, mais il n'a ressenti aucun autre trouble.

19 juin. — Au sommet gauche, submatité, petits craquements en avant avec un peu de retentissement de la voix et légère pec-toriloquie aphone. En arrière, respiration obscure et rares cra-quements dans la fosse sus-épineuse.

Examen du sang :

    Spectroscope..................................... 11 0/0
    Diaphanomètre................................... 10 1/2

19 juillet. — (20ᵉ séance d'inhalation.) Mêmes signes stéthos
copiques que précédemment, moins la pectoriloquie aphone

Examen du sang :

    Spectroscope.................................... 11 0/0
    Diaphanomètre 11 0/0

Le poids est de 71 kilos.

22 juillet. — Mêmes signes stéthoscopiques.

8 septembre. — Le malade accuse un grand bien-être ; à l'auscultation on entend encore de nombreux craquements secs en
avant et en arrière du côté gauche : le poids est de 72 kilos, et
le malade cesse son traitement.

7 mars 1889. — M. le Dʳ Labbé a revu ce malade le
7 mars 1889, c'est-à-dire près d'un an après le début du
traitement. On constate de l'embonpoint notable ; le
malade pèse 75 kilog. ; il a donc gagné 7 kilog.

Examen du sang :

    Spectroscope.................................... 13 0/0

A l'auscultation on entend encore un gros bruit de
frottement sous la clavicule gauche et dans la fosse sus-
épineuse du même côté.

OBSERVATION IV

H. T., garçon, 14 ans.

Antécédents. — Père et mère bien portants, mais un oncle
paternel et une tante maternelle sont morts de tuberculose
pulmonaire.

Etat rachitique, déformation du sternum, pâleur de la face,
roissance rapide. Il y a trois mois il avait 1 ᵐ 47 de taille, il a aujourd'hui 1 ᵐ 57.

Tousse depuis un mois. Pas d'expectoration, pas d'hémoptysie,
a un peu de fièvre le soir, inappétence.

18 février 1889. — Etat actuel. — Au sommet gauche, gros cra
quements humides aussi bien en arrière qu'en avant, submatité,
pectoriloquie aphone. Rien du côté droit.

Examen du sang.

        Spectroscope.................................... 9 1/2
        Diaphanomètre................................... 9 1/2
        Spiromètre...................................... 37
        Poids... 45k.500

15 mars. — Se trouve très amélioré depuis un mois. Il est plus
fort, il a meilleure mine, mais il tousse encore ; plus de sueur la
nuit. Les craquements paraissent moins nombreux.

Examen du sang :

        Spectroscope.................................... 9 1 2
        Diaphanomètre................................... 10
        Poids... 47 k.

22 avril. — Au sommet gauche et en avant, submatité, craquements secs, bronchophonie, pectoriloquie aphone. En arrière respiration obscure, sans râles. L'appétit est bon, la toux est peu fréquente, les forces reviennent.

Examen du sang :

        Spectroscope.................................... 10
        Diaphanomètre................................... 10
        Poids... 47k.300

Le malade continue encore ses inhalations jusqu'à la fin de
juin. A ce moment, l'état général est très bon et l'appétit excellent.
On ne perçoit plus à droite et en avant que quelques petits craquements assez rares.

Examen du sang :

        Spectroscope.................................... 10 1/2
        Diaphanomètre................................... 10 1/2
        Poids... 49k.400

14 juin 1881. Nous venons de revoir ce malade avec

le Dr Hellot. Il a continué à se bien porter, et est actuellement en très bonne santé.

OBSERVATION V.

M. S..., 30 ans, tailleur sur cristaux. Pas d'antécédents héréditaires. Bien portant jusqu'à l'âge de 25 ans. A fait la campagne de Tunisie sans maladie d'aucune sorte. A été pris de diarrhée un an après, et cette diarrhée dure depuis quatre années ; a chaque matin 4 ou 5 selles liquides de 5 heures à 9 heures ; pas de coliques, pas de sang, pas de matières noires, pas de vomissements. Tousse depuis plusieurs années, presque depuis l'époque de l'apparition de la diarrhée. Sueurs fréquentes la nuit, amaigrissement de 8 à 10 livres.

30 juillet 1888. — État actuel. — Au sommet droit, en avant respiration normale, en arrière légère submatité dans la fosse sus-épineuse, légère augmentation des vibrations au même endroit, respiration obscure avec quelques craquements. Au sommet gauche, un peu de submatité en avant et quelques craquements dans un espace limité ; rien en arrière.

Examen du sang :

Spectroscope... 11 0/0
Diaphanomètre.................................... 11
Poids... 65,500

15 septembre. — L'appétit est meilleur, la diarrhée a presque entièrement disparu, la toux a diminué. Aucun bruit anormal sous la clavicule gauche, inspiration saccadée ; à gauche en arrière, respiration obscure.

Examen du sang :

Spectroscope.................................... 11 1/2
Diaphanomètre.................................. 13/00
Poids... 66 kil.

25 octobre. — Toux très rare, expectoration à peu près nulle,

mais de temps en temps encore un peu de diarrhée. L'appétit est médiocre.

A l'auscultation, on n'entend plus aucun bruit anormal.

Examen du sang :

    Spectroscope...................................... 13 0/0
    Poids.......................... .... 67 kil.

Le malade cesse son traitement en somme amélioré. Il a augmenté de près de 2 kilos, et la quantité d'hémoglobine est de 13 0/0 au lieu de 11.

OBSERVATION VI

Marie L... 13 ans. Parents bien portants ; — A déjà eu plusieurs bronchopneumonies très graves. Au mois de janvier dernier, à la suite de l'influenza elle a contracté une pneumonie double avec épanchement pleurétique du côté droit. Elle allait bien cependant quand il y a un mois, elle s'est mise à tousser. Crachats verdâtres, quelques sueurs nocturnes, appétit moins bon, un peu d'amaigrissement. Elle est réglée depuis un an, régulièrement jusqu'à sa maladie de janvier dernier. Elle a été deux mois sans voir ses règles; mais elles sont revenues dernièrement en grande abondance.

18 mars 1890. — Sommet gauche, en avant et en arrière légère submatité ; en avant, respiration saccadée, très rares craquements fins, léger retentissement de la voix ; — en arrière, respiration rude, craquements fins, pectoriloquie aphone dans la fosse sus-épineuse. Frottements sur toute la hauteur du côté droit du thorax.

Examen du sang :

    Spectroscope...................................... 9 0/0
    Diaphanomètre 9 0/0

Le poids est de 56 k.

3 avril. — La malade ne tousse plus, ne crache plus, et elle a

a très bon appétit ; plus de sueurs la nuit ; respiration plus facile.
Sommet gauche ; en arrière, respiration rude, très rares craque-
ments fins ; en avant, respiration saccadée, pas de craquements.
En 15 jours de traitement, augmentation de poids de 5 livres.

Spectroscope................................... 10 0/0
Diaphanomètre..,............................... 10 0/0

17 mai. — La malade se sent très bien. Tout essoufflemer t a
disparu ; pas de toux, pas d'expectoration, très bon appétit. Poids
60 k. 200, spectroscope 11 1/2. Au sommet gauche et en arrière
on constate encore un bruit de frottement dans la fosse sus-
épineuse, pas de bruits anormaux ; en avant, respiration encore
un peu saccadée. A ce moment, la malade cesse son traitement.

22 juin 1891. — Nous venons de voir la malade qui
fait le sujet de cette observation, quinze mois après le
début de son traitement. Elle est forte, vigoureuse, ne
tousse plus, et se livre facilement à tous les travaux de
la maison. Nous ne l'avons pas auscultée. Nous croyons
utile de faire remarquer que cette jeune malade avait
augmenté de 9 livres en deux mois de traitement, c'est-
à-dire après vingt-cinq séances d'inhalation seulement.

OBSERVATION VII

M. Joseph P.... 27 ans.

Pas d'antécédents héréditaires ; parents bien portants.

Est devenu malade il y a 18 mois à la suite d'un chaud et froid
qui l'a tenu six semaines au lit. Il tousse depuis cette époque et
ne s'est jamais remis.

29 mars 1888. — A l'auscultation, on constate de légers craquements au sommet droit, surtout en avant, de la résonnance
de la voix et une très légère pectoriloquie aphone. Submatité du

sommet droit, surtout en avant. — Quelques rares craquements fins du côté gauche.

Inappétence, dégoût de la viande, sueurs nocturnes, très grande faiblesse.

A cette époque, l'examen du sang donne les résultats suivants :

Spectroscope...................................... 10 0/0

Le poids est de 64 kilog. — Le dynamomètre marque à droite 56, à gauche 52.

Le malade est un peu étourdi après les deux ou trois premières inhalations qui durent un quart d'heure chacune.

Il fait fait une inhalation tous les deux ou trois jours, et dès le 21 avril (10° inhalation) il se trouve déjà mieux. L'appétit est un peu revenu et il n'a plus de sueurs nocturnes.

24 avril. — A l'auscultation, encore un peu de pectoriloquie aphone au sommet droit, avec quelques rares petits craquements en arrière. A gauche, inspiration un peu saccadée sans râles.

Le 3 mai, (13° inhalation) l'examen du malade donne ces résultats :

Spectroscope...................................... 12 0/0
Diaphanomètre.................................... 12 0/0
Le poids est de 65 kilos.

Le 20 juin (25° inhalation) on entend plus à l'auscultation que quelques petits craquements secs très fins en arrière et à droite. La respiration est encore obscure à gauche. L'état général est excellent ; le poids est de 65 kilos.

Examen du sang.

Spectroscope...................................... 13 0/0
Diaphanomètre.................................... 13 0/0

Le dynamometre marque 60 à droite et 52 à gauche.

Le 20 juillet (35° inhalation) on constate encore de petits craquements fins au sommet droit et en avant, et un léger retentis-

sement de la voix. La respiration est obscure en arrière du même
côté avec un peu de retentissement de la voix. Le malade ne tousse
plus ; l'état général est bon ; il interrompt ses inhalations pendant
un mois.

Le 1er septembre, le poids est de 67 kilos. — Le malade se trouve
très bien, il a de l'appétit. On entend encore à droite quelques
petits râles très fins, mais on ne perçoit rien à gauche. Jusqu'au
30 octobre il fait encore quelques inhalations, mais il cesse à ce
moment se trouvant excessivement amélioré.

5 janvier 1889. — Le malade est revu à cette époque et il continue à se bien porter. L'auscultation des deux sommets ne laisse
entendre aucun râle, aucun craquement ; peut-être y a-t-il encore
un peu d'obscurité respiratoire au sommet droit.

10 juin 1891. — Nous avons revu nous même à cette
époque, c'est-à-dire plus de trois ans après les premières
inhalations, le sujet de cette observation. Il continue à
se bien porter et on ne peut constater aux deux sommets
qu'une respiration peut-être un peu rude.

OBSERVATION VIII

Mme Caz..., 26 ans. Père mort à 50 ans d'une affection de poitrine qui a duré 18 mois ; sœur morte également d'une maladie
de poitrine.

27 août 1889. — Enceinte de 4 mois pour la troisième fois.
Deux enfants bien portants.

A commencé à tousser en 1881. Elle pesait à cette époque
114 livres. Elle eut en même temps la diarrhée pendant près
d'une année. Depuis cette époque elle a toussé très souvent, elle
a maigri et elle a eu de la diarrhée à différentes reprises. Elle
n'a cependant jamais gardé le lit que pour ses couches qui se sont
passées sans accident. Pas d'hémoptysies. Sueurs rares. Appétit
médiocre. La toux est fréquente le matin, mais la malade tousse

moins dans la journée. Un peu d'expectoration le matin. Pas de fièvre.

Auscultation. Sommet droit : En avant, légère matité, repiraion rude, soufflante à l'expiration, quelques gros craquements sous la clavicule, bronchophonie, pectoriloquie aphone. En arrière, souffle peu intense dans la fosse sus-épineuse, quelques craquements fins, secs et rares. Résonnance de la voix ; pectoriloquie aphone très nette. Légère matité. Rien à gauche.

La malade commence les inhalations d'ozone le 28 août.

Le poids est de 45 kilogrammes.

Examen du sang :

Spectroscope	11 0/0
Diaphanomètre	11 0/0
Spiromètre	25

Le poids est de 45 kilogrammes.

16 septembre.

Spectroscope	11 0/0
Diaphanomètre	11 0/0
Spiromètre	27
Poids	46 kilos.

1er octobre.

Spectroscope	11 1/2
Spiromètre	27
Poids	52 k. 500

Mme C... se trouve améliorée, bien qu'elle tousse encore très fréquemment. L'appétit est meilleur, l'augmentation de poids est considérable (7 kilos 500 d'augmentation en un mois). Mme C... n'a pas suivi d'autre traitement que les inhalations. — (Elle est enceinte d'environ 5 mois).

A l'auscultation, à droite et en avant, respiration rude, un peu sifflante, pas de râles, léger retentissement de la voix, légère pectoriloquie aphone. À droite et en arrière petits craquements assez rares dans la fosse sus-épineuse, pectoriloquie aphone.

16 octobre. — L'appétit est excellent, la malade va de mieux en mieux. Poids 54 kilos 400.

28 octobre.

Spectroscope	12 0/0
Spiromètre	26
Poids	55,500

État général excellent.

A l'auscultation, légère pectoriloquie aphone dans la fosse sus-épineuse droite.

19 novembre. — Le poids est de 56 kilos 500. État général excellent.

OBSERVATION IX

Madame Sch.... 45 ans.

Ni antécédents héréditaire, ni personnels.

Tousse depuis 4 mois, fièvre chaque soir, inappétence, expectoration abondante, crachats épais, pas d'hémoptysies, règles en retard de dix jours chaque mois, pas de diarrhée.

10 janvier 1888. — Etat actuel. — Sommet droit, submatité en avant et en arrière, craquements en avant et en arrière. — Sommet gauche, quelques craquements en arrière, moins nombreux qu'à droite.

Nombreux bacilles dans les crachats.

Examen du sang :

Spectroscope	8 0/0
Diaphanomètre	7 0/0
Spiromètre	19
Poids	59 kilog.

16 janvier. — L'appétit est meilleur.

18 janvier. — La malade a eu froid, elle tousse et crache beaucoup plus, elle a de la fièvre (38,5 le soir) et interrompt son traitement jusqu'au 6 février.

6 février. — Etat stationnaire, peu d'appétit, sueurs noctur-

nes, grande faiblesse, la malade ne peut même pas faire son mé-
nage, elle ne se lève que l'après midi.

21 février. — Plus de fièvre, appétit assez bon, plus de sueurs
la nuit, elle tousse moins et peut se livrer à quelques opéra-
tions.

Auscultation. — A droite et en avant, respiration rude, saccadée ; à droite et en arrière, craquements assez nombreux. A
gauche et en avant, légère submatité, respiration un peu sifflante;
rien en arrière.

Spectroscope.................................... 9 0/0
Poids.. 59 k. 4°0

2 mars. — L'amélioration continue et les forces reviennent.

14 mars. — La toux et l'expectoration ont diminué, les baccilles
sont moins nombreux.

Auscultation. — A droite et en avant, légère submatité, respiration un peu obscure, pas de craquements. A droite et en arrière,
respiration obscure, un peu de résonnance de la voix, pas de
pectoriloquie aphone. A gauche, respiration obscure en avant et
en arrière.

Examen du sang :

Diaphanomètre............................... 10
Spectroscope.................................. 10 1/2
Poids... 60 kg.

23 avril. — Dans cet examen, il faut noter une grande amélioration. L'appétit est excellent, la toux rare, sans expectoration,
les forces sont revenues.

A l'auscultation, on constate du côté droit une respiration un
peu obscure, avec un peu de retentissement de la voix. Pas de
bruits anormaux.

Examen du sang :

Spectroscope.................................. 11 0/0
Poids... 61 k. 500

22 juin. — Cessation du traitement depuis le 26 avril. Toux très rare. Un peu d'obscurité de la respiration au sommet droit.

Examen du sang :

Spectroscope.................................... 11 0/0
Diaphanomètre................................. 10 0/0
Poids.. 62 k. 500

17 Décembre 1888. La malade a été revue bientôt un an après le début du traitement, elle s'était bien portée tout l'été, mais elle toussait cependant encore un peu. On percevait encore quelques craquements au sommet droit. N'a pas suivi de traitement depuis le mois d'avril.

OBSERVATION X

M. Charles V., 42 ans.

Bien portant habituellement, seulement quelques rhumes très légers. — Femme morte de tuberculose pulmonaire.

Décembre 1887. — A été pris il y a deux mois environ de bronchite généralisée. Depuis cette époque, le malade tousse toujours, il a des bacilles dans ses crachats et on constate aux deux sommets des râles sous-crépitants humides assez abondants.

(L'examen du sang n'a pas été fait.)

Inhalations tous les deux jours.

14 janvier. — Le malade va mieux, l'appétit est meilleur ; à l'auscultation on entend encore de petits râles sous-crépitants assez nombreux aux deux sommets.

18 février. — Les râles humides ont disparu pour faire place à de nombreux craquements secs, très fins, sous les deux clavicules, en avant et en arrière.

3 mars. — Le mieux continue toujours. Encore quelques craquements secs aux deux sommets. Respiration obscure et un peu saccadée.

21 avril. — Le malade va bien ; les signes stéthoscopiques restent les mêmes.

7 mars 1889. — M. Ch. V., a été revu à cette époque. Etat général excellent, il a beaucoup engraissé et n'a pas toussé depuis un an. L'auscultation ne dénote aucun bruit anormal, mais la respiration est peut être encore un peu obscure.

22 juin 1891. — M. Ch. V,, continue à se bien porter.

Cette observation qui est une des toutes premières prises par M. Labbé est du plus grand intérêt. Le sang n'ayant pas été examiné, ni le poids noté dès le début, nous ne pouvons enregistrer les modifications survenues depuis le début du traitement. Mais nous venons de voir nous-même le malade et nous avons pu nous convaincre que sa santé est aujourd'hui parfaite.

Observation XI (Résumée)

M. Kunt...., 47 ans... tuberculeux. Début du traitement 9 janvier 1888.

1er Examen 9 janvier. Hémoglobine.....	9 1/2 p. 100	Poids. 57 k.	500
2e Examen 8 février. Hémoglobine.....	11	Poids. 60	500
3o Examen 12 mars. Hémoglobine.....	11	Poids. 61	500
4e Examen 30 mars. Hémoglobine.....	11	Poids. 61	500
5e Examen 20 avril. Hémoglobine.....	12	Poids. 61	500

Observation XII (résumée)

Madame Desh..., 26 ans, tuberculeuse. Début du traitement le 13 janvier 1889.

1er Examen 13 janvier. Hémoglobine......... 8 p. 100 Poids. 43 k. 500
2e Examen 15 février. Hémoglobine......... 11   Poids. 44   500
3e Examen 4 avril. Hémoglobine.. 11   Poids. 45   800
4e Examen 23 avril. Hémoglobine......... 11   Poids. 45   900
5e Examen 22 juin.   Hémoglobine......... 12   Poids. 45   »
                                          (vêtements d'été)

CONCLUSIONS

1° L'ozone préparé au moyen d'effluves électriques et dans les proportions d'environ un dixième de milligramme par litre d'air est tout à fait inoffensif, non seulement pour les animaux mais encore pour l'homme sain ou malade.

2° L'ozone augmente l'oxyhémoglobine de 1 à 2 pour 100 au bout de quelques séances d'inhalation ;

3° L'ozone peut être facilement administré au malade sous forme d'inhalations au moyen d'un appareil très simple.

4° Chez les tuberculeux, employé à dose thérapeutique son action est facilement supportée. Il ne cause aucun accident immédiat. Au bout de 15 à 20 séances d'inhalations d'un quart-d'heure chacune, l'oxyhémoglobine augmente dans des proportions notables, et l'amélioration du malade est sensible.

5° L'ozone agit chez les tuberculeux peut-être par son action microbicide mais assurément par son action sur le sang et sur la nutrition.

INDEX BIBLIOGRAPHIQUE

Bœckel (Eug.). — *De l'ozone*, Th. de Strasbourg, 1856.

Bœckel (Th.). — *De l'ozone, Gazette méd. de Strasbourg*, 1854 et 1862.

Bernard (Cl.).—*Leçons sur les effets des subst. toxiques et médic.*, Paris 1857.

Bona (H.). — *De l'ozone*, Th. de Paris, N° 31, 1864.

Berthelot. — Comptes rendus Acad. des Sciences 1877.

Barlow. — *The Physiolog. Action cf ozonised air In Journ. of Anatomy aud Physiolog.*, t. XIV, 1879.

Chappuis (E.). — *Action de l'ozone sur les germes contenus dans l'air, In Bull de la Soc. chimique*, t. XXXV, 1881.

Day (H.). — *On ozon, In the Lancet*, t. I, 1867.

D'Arsonval. — *Des inhalations d'air ozonisé*, Société de Biologie, Séance du 18 mai 1891.

Desplats. — *De l'ozone*, Th. de Paris, N° 170, 1857.

Delahousse. — *De l'ozonisation artificielle, Gaz. des Hôpitaux*, 1862.

Hahn (L.). — *Art. ozone, In Dict. encyclopédique des sciences médicales*, t. 19.

Houzeau. — Comptes rendus, Académie des Sciences, t. XL, 1855.

Ireland (d'Edimbourg). — *Action de l'ozone sur les animaux vivants*, analysé par Beaugrand, in *Ann. d'hyg. publ.* 1863

Johheim. — *Ozon und Diphtheritis*, Heidelberg, 1880, physiol. Chemie, Bd IV, 1880

Labbé (D.). — *De l'ozone*, Aperçu physiologique et thérapeutique. 1889.

Lutz. — *Art. ozométrie,In Dict. encycl. des Sciences médicales*, t. 19.

Marignac. — Comptes rendus Académie des Sciences, 1843, t. XX.

Marié (P.). — *De l'ozone*, Th. de Paris, 1880.

Onimus. — *Ozone et Choléra, Gazette heb. de Méd. et de Chirurgie*, 1884.

Ory (E.). — *Art. ozone, In Dict. de Méd. et de Ch. pratiques*, t. XXV, 1878.

Rausome. — *Mémoire sur les usages de l'ozone*, Manchester médical mai 1889.

Schonbein. — Comptes rendus Académie des Sciences, 1840, t. X.

Scoutteten. — *Recherches chimiq. physio¹. médicales sur l'oxygène électrisé*, Metz, 1856.

Willm et Hanriot. — *Traité de Chimie*, 1888.

Wurtz (Ad.). — *Dict. de Chimie*, 1873.

TABLE DES MATIÈRES

Paris. — Imprimerie de la Faculté de Médecine, Henri Jouve, 15, rue Racine.